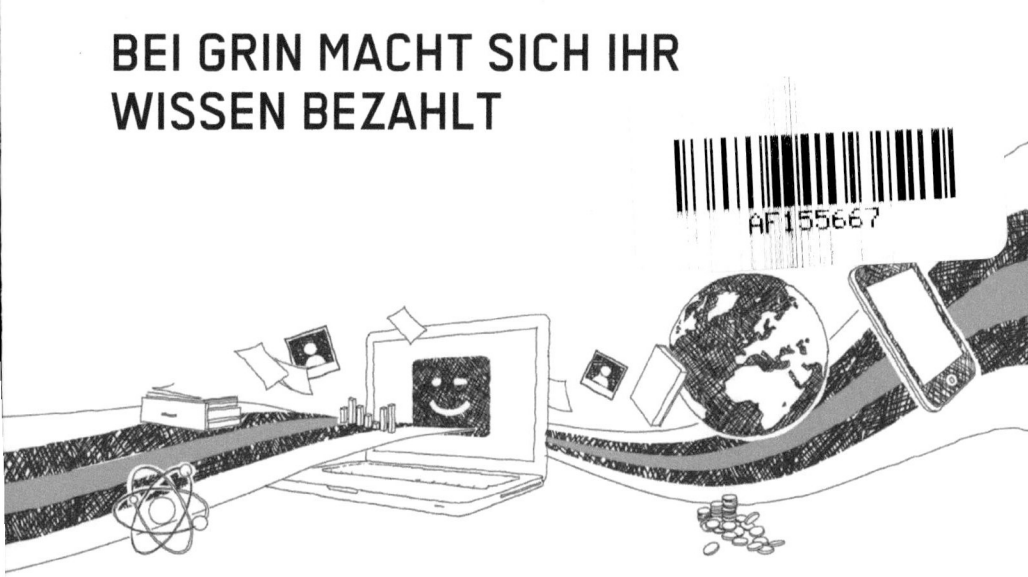

Bibliografische Information der Deutschen Nationalbibliothek:

Die Deutsche Bibliothek verzeichnet diese Publikation in der Deutschen National-bibliografie; detaillierte bibliografische Daten sind im Internet über http://dnb.d-nb.de/ abrufbar.

Impressum:

Copyright © 2020 GRIN Verlag
Druck und Bindung: Books on Demand GmbH, Norderstedt Germany
ISBN: 9783346257741

Dieses Buch bei GRIN:

https://www.grin.com/document/934302

Stephanie Krüger

Gesundheitswissenschaften. Ein Überblick über Prävention, Gesundheitsförderung und Rehabilitation

GRIN Verlag

GRIN - Your knowledge has value

Der GRIN Verlag publiziert seit 1998 wissenschaftliche Arbeiten von Studenten, Hochschullehrern und anderen Akademikern als eBook und gedrucktes Buch. Die Verlagswebsite www.grin.com ist die ideale Plattform zur Veröffentlichung von Hausarbeiten, Abschlussarbeiten, wissenschaftlichen Aufsätzen, Dissertationen und Fachbüchern.

Besuchen Sie uns im Internet:

http://www.grin.com/

http://www.facebook.com/grincom

http://www.twitter.com/grin_com

Einsendepräsentation

Modul: Prävention, Gesundheitsförderung und Rehabilitation

SRH Fernhochschule

Inhaltsverzeichnis

Abkürzungsverzeichnis

bzw .... beziehungsweise

d. h. .... das heißt

GKV .... Gesetzliche Krankenversicherung

griech. .... griechisch

z.B. .... zum Beispiel

Abbildungsverzeichnis

Aufgabe 1

Prävention umfasst alle Maßnahmen und Aktivitäten, um Krankheiten oder gesundheitliche Schädigungen zu vermeiden, das Risiko der Erkrankung zu verringern oder ihr Auftreten zu verzögern. Je nachdem, zu welchen Zeitpunkt sie einsetzt, unterschiedet man zwischen primärer, sekundärer und tertiärer Prävention.[1]

Die Gesundheitsförderung dagegen dient der Unterstützung und Stärkung von personellen, sozialen und materiellen Ressourcen für die Gesunderhaltung. Menschen sollen befähigt werden, durch selbstbestimmtes Handeln ihre Gesundheitschancen zu erhöhen.[2]

1.1 Die Pathogenese

Die Pathogenese (griech.: pathos – Krankheit/krankhaft, genesis – Entstehung/Entwicklung) ist eine Perspektive, welche die Entstehung und Entwicklung von Krankheiten und deren Verhinderung in den Mittelpunkt stellt und sich so auf die Bekämpfung von Krankheitsauslösern und Gesundheitsrisiken konzentriert. Sie wird überwiegend in der Theorie der Prävention angewandt und klassifiziert einen Menschen danach, ob er gesund oder krank ist. Gesund wird als Abwesenheit von Krankheit definiert und als Normzustand betrachtet, Krankheit ist folglich die Abweichung von der Gesundheit. Beides sind absolute Zustände, sodass ein fließender Übergang zueinander nicht möglich ist.[3] Jede Krankheit hat eine spezifische Ätiologie, die durch spezielle Ursachen bestimmt ist. Diese können endogen oder exogen sein, wie beispielsweise genetische Defekte, biologische Erreger, chemische Stoffe und Noxen und physikalische Traumen. Die Ursachen – sogenannte Pathogene – bedrohen die Integrität des Organismus und können einzeln oder im Zusammenwirken mehrerer Faktoren unter bestimmten Bedingungen eine Krankheit auslösen. In der Medizin wird nach Symptomen einer Krankheit gesucht, um diese zu erkennen, dementsprechend wird der pathogenetische Ansatz überwiegend dort angewandt. Für jede Krankheit ist eine bestimmte Form der Behandlung vorgesehen, welche die Krankheit beseitigt oder zumindest die Symptome bekämpft. Die

---

[1] Vgl. Bundesgesundheitsministerium
[2] Vgl. Robert Koch Institut
[3] Vgl. Schweizerische Koordination und Fachstelle Sucht (2020)

medizinische Forschung hat die Aufgabe Pathogene zu identifizieren und Mittel zu ihrer Eliminierung bereitzustellen.[4]

Ein Modell der Pathogenese ist das biomedizinische Modell, welches sich zu Beginn des 19. Jahrhunderts unter dem Einfluss naturwissenschaftlichen Denkens entwickelte. Aus biomedizinischer Sicht lassen sich zu jeder Krankheit Informationen bzgl. ihrer Ätiologie, Morphologie, Symptomatik und Nosologie bestimmen. Daher ist die Analyse und das Beschreiben der Krankheiten, sowie die Untersuchung der Veranlagung eines Menschen, krank zu werden und die Inspektion auftretender Krankheitsprozesse die Aufgabe dieses Modells.[5]

- Krankheit wird als Abweichung vom natürlichen Zustand des Organismus aufgefasst
- Jede Krankheit ist durch eine spezifische Ätiologie und einen bestimmten Verlauf gekennzeichnet
- Heilung ist nur bei kausaler Behandlung möglich
- Die Beobachtung von Patienten orientiert sich an Symptomen, die auf körperliche Prozesse zurückzuführen sind
- Die Klassifizierung von Krankheiten erfolgt ohne Berücksichtigung des sozialen Kontext
- Bei einer rein symptomatischen Behandlung taucht die ursächliche Krankheit in anderen Symptomen wieder auf, es kommt lediglich zu einer Symptomverschiebung
- Normales, gesundes Verhalten unterliegt anderen Gesetzen als abnormes, krankes Verhalten
- Gesundheit und Krankheit schließen sich gegenseitig aus
- Krankheitsbehandlung ist eine rein medizinische Aufgabe und Kranken befinden sich in der sozialen Rolle des Patienten[6]

Kritiker werfen der Pathogenese eine eingeschränkte Sichtweise vor, da sie sich nur auf biologische Faktoren berufen.[7] Bei vielen Erkrankungen wie bspw. die chronisch-degenerativen oder allergischen Erkrankungen fehlen nachweisbare

---

[4] Vgl. Tilliger, S., Riedel, S., Runde, A. (2015), S. 23
[5] Vgl. Thapa-Görder, N., Voigt-Radloff, S. (2010), S. 2
[6] Vgl. Rieger, M., et al. (2016) S. 109
[7] Vgl. Thapa-Görder, N., Voigt-Radloff, S. (2010), S. 2

Strukturveränderungen oder Störungen im Organismus, an denen die Pathogenese sich orientiert, um einen Zustand als Krankheit zu definieren und darauf Behandlungen abzuleiten, oder sie sind zu komplex, um sie auf die Pathogenese herunter zu brechen. Erst mit der Verabschiedung der Ottawa-Charka wurde 1986 ein Paradigmenwechsel im Gesundheitsverständnis markiert, aus welchem sich die moderne Gesundheitsförderung mit ihrer salutogenetischen Perspektive entwickelte.

1.2 Die Salutogenese

Im Gegensatz zum Risikofaktorenmodell der Pathogenese konzentriert sich die Salutogenese (lateinisch: „Salus" = Unverletztheit, Heil, Glück; griechisch: „Genese" = Entstehung) nicht auf krankheitsbedingte Faktoren, sondern auf die Aspekte, die zur Entstehung von Gesundheit beitragen, daher wird sie der Gesundheitsförderung zugeordnet. Entwickelt wurde dieses Gesundheitsmodell von dem Medizinsoziologen Aaron Antonovsky.

Die Salutogenese nimmt an, dass Gesundheit und Krankheit die Extreme eines Kontinuums sind, zwischen denen sich ein Individuum bewegt. Ein Mensch ist demnach nicht entweder gesund oder krank, sondern bewegt sich zwischen diesen beiden Zuständen mehr oder weniger zur Gesundheit bzw. zur Krankheit hin, ohne einen der beiden Zustände aufzugeben. Die Position auf dem Krankheits-Gesundheits-Kontinuum wird von pathogenen und salutogenen Faktoren beeinflusst.[8] Gesundheit und Krankheit befinden sich somit nicht dauerhaft im Gleichgewicht, vielmehr ist Gesundheit ein „labiles, aktives und sich dynamisch regulierendes Geschehen"[9].

---

[8] Vgl. Stöhr, R., et al. (2019), S. 114
[9] Vgl. Bengel, J., Strittmatter, R., Willmann, H. (1998), S. 25

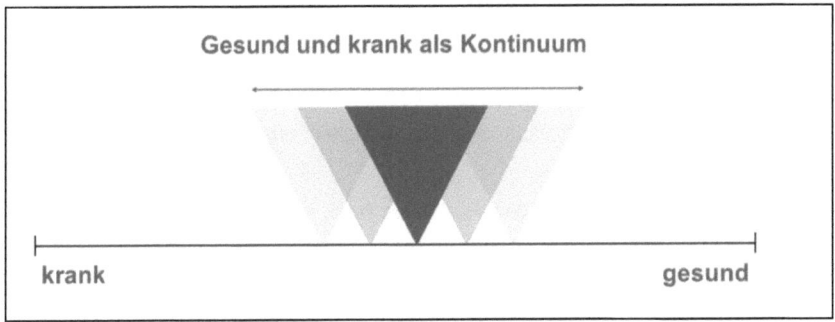

Abbildung 1: Gesund-Krank-Kontinuum nach Antonovsky
(Quelle: Rehn, J.)

Das Modell der Salutogenese basiert auf dem thermodynamischen Begriff „Entropie". Demnach gibt es eine natürliche Tendenz zur Unordnung, also dem Verlust von Gesundheit, und ein Bestreben des Organismus, die Gesundheit wieder aufzubauen (negative Entropie). Somit beschreibt Salutogenese den kontinuierlichen Prozess, Gesundheit aufzubauen und zu erhalten und richtet sein Augenmerk auf die Tatsache, dass ein Organismus seine Ordnung nicht mehr aufrecht erhalten kann. [10]

Menschen neigen unter gleichen Bedingungen zu unterschiedlichen Krankheitsausprägungen. Antonovsky erklärt dies mit den verschiedenen kognitiven und affektiv-motivationalen Grundhaltungen der Menschen, was er als Kohärenzgefühl bezeichnet. Dieses stellt das zentrale Element der Salutogenese dar. Antonovsky definiert das Kohärenzgefühl als:

„[…] a global orientation that exresses the extent to which one has a pervasive enduring though dynamic, feeling of confidence that one's internal and external environments are predictable and that there is a high pobability that things will work out as well as can reasonably be expected."[11]

Je ausgeprägter das Kohärenzgefühl einer Person ist, desto gesünder sollte sie sein bzw. desto schneller sollte sie gesund werden und bleiben.[12] Die Stärke des

---

[10] Vgl. Rehn, J. (2017), S. 51
[11] Vgl. Mittelmark, B., et al. (2017), S. 7
[12] Vgl. Bengel, J., Strittmatter, R., Willmann, H. (1998), S. 28

Kohärenzgefühls ist dabei unabhängig von den jeweiligen Umständen, der Situation oder der Rolle einer Person. Sie beschreibt die Grundhaltung, die Welt als zusammenhängend und sinnvoll zu erleben, woraus sich die drei Aspekte „Verstehbarkeit", „Handhabbarkeit" und „Sinnhaftigkeit" ergeben.[13]

Das Gefühl der Verstehbarkeit bezeichnet das Maß, in welchem interne und externe Stimuli als kognitiv sinnhaft wahrgenommen werden. Es beschreibt somit die Fähigkeit, Reize als geordnete, konsistente, strukturierte und klare Informationen verarbeiten zu können, anstatt als chaotisch, willkürlich, zufällig und unerklärlich zu empfinden. Das führt dazu, dass Personen mit einem hohen Ausmaß an Verstehbarkeit davon ausgehen, zukünftig eintretende Stimuli vorhersagen zu können oder zumindest bei einem überraschenden Eintritt einordnen und erklären zu können. Im Umkehrschluss bedeutet dies, dass konsistente Erfahrungen die Basis für die Verstehbarkeit schaffen und diese nicht einfach vorausgesetzt werden darf.[14]

Die Komponente Handhabbarkeit beschreibt als kognitiv-emotionales Verarbeitungsmuster die Überzeugung eines Menschen, dass Schwierigkeiten lösbar sind. Antonovsky bezeichnet diese auch als instrumentelles Vertrauen und definiert es als „Ausmaß, in dem man wahrnimmt, dass man geeignete Ressourcen zur Verfügung hat, um den Anforderungen zu begegnen, die von den Stimuli, mit denen man konfrontiert wird, ausgehen[15]". Das schließt neben der Fähigkeit über die eigenen Ressourcen und Kompetenzen verfügen zu können, auch den Glauben daran, dass andere Personen oder eine höhere Macht bei der Überwindung von Schwierigkeiten helfen, mit ein. Ein hohes Maß an Handhabbarkeit äußert sich darin, dass Begebenheiten nicht zu einer Opferrolle oder zu einem Gefühl des ungerecht behandelt Werdens führen, sondern dass diese als Erfahrungen gewertet werden, mit denen man umzugehen weiß.[16]

Das Gefühl von Sinnhaftigkeit oder Bedeutsamkeit ist als motivationale Komponente die Wichtigste. Es beschreibt das Ausmaß, in dem das Leben als emotional sinnvoll empfunden wird. Zumindest einige vom Leben gestellte Probleme und Anforderungen

---

[13] Vgl. Rehn, J. (2017), S. 52
[14] Vgl. Stöhr, R., et al. (2019), S. 118
[15] Antonovsky, Übersetzung durch Franke, 1997, S.35
[16] Vgl. Bengel, J., Strittmatter, R., Willmann, H. (1998), S. 29

sind es wert, dass Energie in sie investiert wird und dass man sich für die einsetzt. Sie stellen eher willkommene Herausforderungen als lästige Angelegenheiten dar. Dass die Person die Herausforderung bereitwillig annimmt, ihr eine Bedeutung zumessen kann und alles dafür tun wird, sie zu überwinden, ist hierbei eine grundlegende Voraussetzung.[17] Der Sinnhaftigkeit wird deshalb eine so hohe Bedeutung zugeordnet, da ohne die Erfahrung von Sinnhaftigkeit und ohne positive Erwartungen an das Leben, sich trotz einer hohen Ausprägung der anderen beiden Komponenten kein hoher Wert des gesamten Kohärenzgefühls ergibt.

Ein stark ausgeprägtes Kohärenzgefühl führt dazu, dass ein Mensch flexibel auf Anforderungen reagieren kann und er die für spezifische Situationen angemessenen Ressourcen aktiviert. Ein Mensch mit einem geringen Kohärenzgefühl dagegen hat weniger Ressourcen zur Bewältigung zur Verfügung und wird daher auf Anforderungen eher rigide reagieren.

Die Salutogenese grenzt sich in verschiedenen Punkten von der Pathogenese ab:
- Auf eine dichotome Klassifizierung von gesunden oder kranken Menschen wird zugunsten eins mehrdimensionalen Krankheits-Gesundheits-Kontinuums verzichtet. Solange der Mensch lebt, muss er, egal wie zerbrechlich sein Zustand ist, auch etwas Gesundes an sich haben.
- Die Konzentration liegt nicht ausschließlich auf die Ätiologie einer bestimmten Krankheit, sondern auf die gesamte Geschichte eines Menschen, d.h. seiner Lebens- und Lerngeschichte einschließlich seiner Krankheiten.
- Der Fokus liegt auf der Suche nach Faktoren, die die Beibehaltung oder Verbesserung der Position auf dem Kontinuum begünstigen, anstatt nach Krankheitsauslösern zu fragen.
- Die Salutogenese fokussiert sich auf allen Quellen der negativen Entropie, durch die die aktive Adaption des Organismus an die Umwelt erleichtert werden kann.
- Die Salutogenese betrachtet die Umwelt eines Menschen nicht nur als Quelle von Gefahren, sondern auch als Quelle der Gesundheit und Vitalität.
- Der salutogenetische Ansatz bezieht auch abweichende Fälle pathogenetischer Untersuchungen mit ein und überwindet wesentliche Beschränkungen der

---

[17] Vgl. Stöhr, R., et al. (2019), S. 118

Pathogenese, da Gesundheit und Krankheit als Pole eines Kontinuums betrachtet werden.[18]

Antonovsky stellt der Pathogenese die salutogenetische Sicht gegenüber, ohne auf die pathogenetisch orientierten Fragestellungen der medizinischen Forschung verzichten zu wollen. Vielmehr ergänzen sich beide Ansätze gegenseitig und die Salutogenese dient als wichtige und unverzichtbare Erweiterung in der Gesundheitsförderung und Prävention.[19]

Aufgabe 2

Gesundheitskompetenz beschreibt die Fähigkeiten und Fertigkeiten von Individuen, Gesundheitsinformationen zu erlangen, zu verstehen, zu bewerten und für gesundheitsbezogene Entscheidungen anzuwenden. Dies impliziert das Wissen, die Motivation und die Kompetenz sich im Alltag über das Gesundheitswesen, die Krankheitsprävention und die Gesundheitsförderung eine Meinung zu bilden und Entscheidungen zu treffen, die die Lebensqualität im Lebensverlauf erhalten oder verbessern.[20]

2.1 Das Health Literacy Modell nach Nutbeam

Das erste einflussreiche Modell zur Gesundheitskompetenz – das sogenannte „Health Literacy Modell" – wurde von Don Nutbeam entwickelt. Dabei handelt es sich um ein Stufenmodell mit drei aufeinander aufbauenden Formen der Gesundheitskompetenz. Die funktionale Gesundheitskompetenz bildet die erste Stufe und umfasst grundlegende kognitive Fähigkeiten sowie eine kontextspezifische Lese- und Schreibkompetenz für ein grundlegendes Verständnis gesundheitsrelevanter Informationen.

Darauf folgt die zweite Stufe – die kommunikative und interaktive Gesundheitskompetenz. Mithilfe fortgeschrittener sozialer und kommunikativer Fähigkeiten können Personen eine aktive Rolle im Gesundheitssystem einnehmen. Individuelle Fähigkeiten wie ein kommunikativer Austausch mit dem Umfeld über

---

[18] Vgl. Stöhr, R., et al. (2019), S. 115
[19] Vgl. Bengel, J., Strittmatter, R., Willmann, H. (2001), S. 26
[20] Vgl. Robert-Koch-Institut (2020)

gesundheitsrelevante Themen sowie deren Interpretation und Anwendung sind hier von großer Bedeutung. Ebenso treten Motivation, Selbstbestimmung und Selbstvertrauen in das Konzept der individuellen Gesundheitskompetenz. Die dritte und oberste Stufe bildet die kritische Gesundheitskompetenz. Schwerpunkt ist hier das gesellschaftliche Handeln und die bewusste und gezielte Einflussnahme auf soziale, ökonomische und übergeordnete Aspekte der Gesundheit. Sie erlaubt einen hohen Grad an Reflexionsfähigkeiten bezüglich gesundheitsrelevanter Informationen, des Gesundheitssystems und den dort professionell interagierenden Personen. [21]

Nutbeam fasst Gesundheitskompetenz als Ergebnis der Gesundheitsförderung und als Grundlage für einen gesundheitsorientierten Lebensstil, ein effektives Gesundheitssystem und eine gesunde Umwelt auf. Alles zusammen führt zu einem hohen Maß an Gesundheit und Wohlbefinden.[22]

2.2 Handlungs- und Kompetenzbereiche nach Kickbusch

Das Modell zu Handlungs- und Kompetenzbereichen von Ilona Kickbusch kann als Weiterentwicklung des Nutbeamschen Modells betrachtet werden. Kickbusch versteht Gesundheitskompetenz als Lebenskompetenz für eine gute Gesundheit. Ziel dieses Modells ist ein Patienten-Empowerment, also ein Prozess, durch den Menschen mehr Kontrolle über Entscheidungen und Handlungen erlangen, die ihre Gesundheit betreffen. Kickbuschs Modell besteht aus fünf zentralen Handlungsbereichen des täglichen Lebens:
- Die „persönliche Gesundheit" umfasst Grundkenntnisse über Gesundheit und Wissen und die Anwendung von gesundheitsförderlichem und -bewahrendem sowie krankheitsverhinderndem Verhalten.
- Mit der „Orientierung im Gesundheitssystem" wird die Fähigkeit, sich im Gesundheitssystem zurechtzufinden und als kompetenter Partner gegenüber Fachpersonal auftreten zu können, beschrieben.

---

[21] Vgl. Rudinger, G. (2009), S. 207
[22] Vgl. Tilliger, S., Riedel, S., Runde, A. (2015), S. 16

- „Konsumverhalten" beinhaltet die Fähigkeit, Konsum- und Dienstleistungsentscheidungen unter gesundheitlichen Gesichtspunkten zu treffen und seine Rechte durchzusetzen.

- Beim Kompetenzbereich „Gesundheitspolitik" spricht man von der Fähigkeit, informiert gesundheitspolitisch zu handeln und sich zu engagieren.

- Die Fähigkeit, in der Arbeitswelt Unfälle vorzubeugen, Berufskrankheiten zu vermeiden, sich für Arbeitsplatzsicherheit und gesundheitsförderliche Arbeitsbedingungen einzusetzen und eine angemessene Work-Life Balance anzustreben, ist Bestandteil des Handlungsbereich „Arbeitswelt".[23]

In ihren Analysen berücksichtigt Kickbusch den gesellschaftlichen Wandel, das veränderte Gesundheitsverständnis, die Gesundheitspolitik und das Gesundheitswesen.[24]

2.3 Das arbeitsspezifische Modell zur Gesundheitskompetenz

Neben diesen allgemeinen Modellen zur Gesundheitskompetenz, haben sich arbeitsweltspezifische Modelle zur Gesundheitskompetenz entwickelt. Hinsichtlich der persönlichen Gesundheitskompetenz unterschiedet man zwischen der Handlungsfähigkeit, der Handlungsbereitschaft und der persönlichen Fähigkeit.

Die Handlungsfähigkeit bildet die kognitive Basis für gesundheitsförderndes Verhalten. Sie umfasst die Komponenten explizites Fakten- und Methodenwissen, impliziertes individuelles auf Handlung beruhendes Erfahrungswissen und Fertigkeiten. Explizites Wissen lässt sich in Worten und Zahlen ausdrücken und ist bewusst zugänglich. Impliziertes Wissen dagegen ist personengebunden. Es beruht auf individuelle Erfahrungen und resultiert aus eigenen Handlungen oder einem Erfahrungsaustausch. Fertigkeiten beschreiben ein konkretes Können, das über die Inhalte bestimmbar ist und durch Übung automatisiert werden kann.

---

[23] Vgl. Lenartz, N. (2012), S. 29
[24] Vgl. Tilliger, S., Riedel, S., Runde, A. (2015), S. 17

Frau Mustermann beispielsweise arbeitet überwiegend am Computer. Aufgrund des hohen Arbeitsaufkommens und dem damit einhergehenden Stress nimmt sie ihre Pause oft nicht in Anspruch. Nach der Arbeit ist sie zudem meist so erschöpft, dass sie keine Motivation aufbringen kann um wie gewohnt ihre Sportkurse wahrzunehmen. Sie klagt seit ca. 3 Wochen über starke Kopfschmerzen. Als sie sich mit einer Freundin über ihr Leiden unterhält, berichtet diese, dass sie vor einiger Zeit ähnliche Probleme hatte und gibt Frau Mustermann Ratschläge, wie sie die Beschwerden lindern kann (impliziertes Wissen). Frau Mustermann erinnert sich, in einer Fachzeitschrift einen Artikel über Kopfschmerzen im Berufsalltag gelesen zu haben und liest diesen erneut. Dieser berichtet, dass Kopfschmerzen im Berufsalltag durch Stress und eine falsche Körperhaltung über einen längeren Zeitraum ausgelöst werden können. Letzteres zeigt sich besonders bei Menschen, die viel am Computer arbeiten. Ebenso kann mangelnde Bewegung eine wesentliche Rolle spielen (expliziertes Wissen).[25]

Bei der Handlungsbereitschaft handelt es sich um die motivationale Basis des Gesundheitsverhaltens einer Person. Sie ist der Antrieb des gesundheitsrelevanten Handelns, d.h. gesundheitsbewusstes Verhalten kommt erst zustande, wenn dies gewollt ist. Die Handlungsbereitschaft wird in die vier Komponenten Werte, normative Einstellungen, Verantwortungsübernahme und Kontrollüberzeugung unterschieden.

Frau Mustermann weiß nun um die Ursachen ihrer Beschwerden und ihrer Linderung. Da ihre Schmerzen sehr stark sind, ist dementsprechend auch ihre Handlungsbereitschaft sehr groß, sodass sie sich vom ihrem Hausarzt Physiotherapie verschreiben lässt. Dort bekommt sie Massagen, um die entstandenen Verspannungen zu lösen und Übungen, die sie während der Arbeit und zuhause ausführen kann. Außerdem nimmt Frau Mustermann wieder einmal die Woche an ihren Sportkursen teil, um den aufgebauten Stress abzuarbeiten.

Zusätzlich zur Handlungsfähigkeit und -bereitschaft haben persönliche Eigenschaften für die individuelle Gesundheitskompetenz eine besondere Bedeutung. Hierzu zählen die Persönlichkeitsmerkmale und persönlichen Ressourcen, ebenso spielt das Selbstmanagement einer Person eine bedeutende Rolle. Im Sinne des

---

[25] Vgl. Lenartz, N. (2012), S. 30

Salutogenesemodells nach Antonovsky werden Persönlichkeitseigenschaften als physische, psychische und soziale Ressourcen verstanden.[26]

Frau Mustermann ist sehr strebsam und organisiert, weshalb sie ihr Vorhaben sofort in Angriff nimmt. Sie vereinbart die notwendigen Termine mit der Physiotherapie und führt die dort gezeigten Übungen täglich aus. Zudem erstellt sie sich einen Wochenplan, in dem sie vermerkt, an welchen Tagen sie zur Physiotherapie und zum Sport geht. Nach drei Wochen bemerkt sie eine Leistungssteigerung, sodass sie ihre Sportkurse auf zweimal die Woche erhöht.

Aufgabe 3

Prävention ist im Gesundheitswesen ein Oberbegriff für zielgerichtete Maßnahmen und Aktivitäten, um Krankheiten, Unfälle, Invalidität und vorzeitigen Tod durch medizinische Maßnahmen zu verhüten oder die Verlaufsprognose einer Krankheit günstig zu beeinflussen. Präventive Maßnahmen lassen sich nach dem Zeitpunkt, zu dem sie eingesetzt werden, der primären, sekundären und tertiären Prävention zuordnen. Des Weiteren lassen sich präventive Maßnahmen darin unterscheiden, ob sie am individuellen Verhalten – der sogenannten Verhaltensprävention – oder an den Lebensverhältnissen – der Verhältnisprävention – ansetzen.[27]

3.1 Primärprävention

Die primäre Prävention zielt darauf ab, die Entstehung von Krankheiten zu verhindern. Einige Krankheiten, aber auch psychische Störungen können in vielen Fällen durch eine gesundheitsbewusste Lebensweise vermieden, verzögert oder in ihrem Verlauf günstig beeinflusst werden, daher sind primärpräventive Maßnahmen langfristig angelegt und setzen in einem möglichst frühen Lebensalter ein.

Begünstigende Faktoren sind unter anderem eine gesunde Ernährung, sportliche Aktivitäten oder eine gute Stressbewältigung. Solche Maßnahmen sollen dabei helfen, Krankheitsrisiken zu verringern, wie es beispielsweise bei der Prävention von

---

[26] Vgl. Lenartz, N. (2012), S. 31
[27] Vgl. Bundesministerium für Gesundheit (2020)

Myokardinfarkten oder dem Burn-out der Fall ist, und werden der unspezifischen Primärprävention zugeordnet. Zur spezifischen Primärprävention gehören alle Maßnahmen, die dazu beitragen, spezielle Krankheiten zu verhindern. Dazu gehört z.b. die Aids-Prävention, bei der Menschen durch eine gute Aufklärung und Safer-sex-Kampagnen zu einem angemessenen Schutzverhalten beim Geschlechtsverkehr bewegt werden sollen.

Eine der wichtigsten medizinischen Maßnahmen zur Primärprävention ist die Impfung gegen verschiedene Infektionskrankheiten. Bereits bei Säuglingen und Kindern werden erste Impfungen durchgeführt, die z.b. Diphtherie, Tetanus, Poliomyelitis oder den Masern vorbeugen sollen. Da sich nicht alle Krankheiten mit einer Impfung vermeiden lassen, sucht die moderne Präventivmedizin nach Risikofaktoren, die mit einer erhöhten Wahrscheinlichkeit für das Auftreten von Krankheiten einhergehen.[28]

Ein Beispiel hierfür ist die Hautkrebsprävention. Es wird davon ausgegangen, dass starke Lichtexposition, vor allem mit häufigen Sonnenbränden als Folge, das Hautkrebsrisiko erhöhen. Daher werden entsprechende Verhaltensregeln zum Schutz vor übermäßiger Sonnenstrahlung propagiert. Ebenso werden Untersuchungen zur Früherkennung von Hautkrebs ab dem 35. Lebensjahr angeboten.

3.2 Sekundärprävention

Erkrankt ein Mensch, bleibt dies meist zunächst aufgrund einer asymptomatischen Phase der Krankheit, bei der der Betroffenen keine Beschwerden hat, unentdeckt. Ziel der Sekundärprävention ist es die Krankheit zu erkennen und am Fortschreiten zu hindern, bevor sie sich manifestiert, ebenso wie die Senkung der Inzidenz manifestierter oder fortgeschrittener Erkrankungen. Früherkennung zeichnet sich dadurch aus, dass die frühzeitige Behandlung einen größeren Nutzen hat, als eine später einsetzende Normalbehandlung, andernfalls verursacht die Früherkennung unnötige Kosten, Leid und Risiken.[29]

---

[28] Vgl. Beise, U., Heimes, S., Schwarz, W. (2009), S. 26
[29] Vgl. Von Renteln-Kruse, W., (2009), S. 27

Vorsorgeuntersuchungen oder Screenings, bei denen gezielt nach bestimmten Krankheitsfrühzeichen gesucht wird, gehören zu den wichtigsten Methoden der sekundären Prävention. Screenings sind allerding nur dann epidemiologisch sinnvoll und als Leistung der GKV zulässig, wenn:

- Es sich um Krankheiten handelt, die wirksam behandelt werden können,
- Das Vor- und Frühstadium dieser Krankheit durch diagnostische Maßnahmen erfassbar ist,
- Die Krankheitszeichen medizinisch-technisch eindeutig zu erfassen sind und
- Genügend Ärzte und Einrichtungen vorhanden sind, um die aufgefundenen Verdachtsfälle eingehend zu diagnostizieren und zu behandeln.

Demnach hängt der gesundheitliche Wert von Sekundärprävention davon ab, dass

- Symptomlose Frühstadien möglichst sicher erkannt werden,
- Die dadurch ermöglichte Vorverlegung des individuellen Therapiebeginns auch tatsächlich genutzt wird und
- Dadurch ein Gewinn an Lebensqualität und/oder Lebenszeit erzielt wird.[30]

Im dritten und vierten Abschnitt des SGB V sind die Leistungen zur Förderung der Gesundheit und zur Verhütung von Krankheiten und die Leistungen zur Früherkennung von Krankheiten geregelt. Dazu gehören:

- Die Früherkennungsuntersuchung im Rahmen der Mutterschaftsuntersuchungen,
- Jährliche Untersuchungen zur Früherkennung von Krebserkrankungen,
- Früherkennungsuntersuchungen für Kinder bis zur Vollendung den 6. Lebensjahres, zur Erkennung von angeborenen oder chronischen Erkrankungen im Kindesalter
- Maßnahmen zur Verhütung von Zahnerkrankungen in Form der Gruppenprophylaxe bis zur Vollendung des 12. Lebensjahres und der Individualprophylaxe zwischen dem 12. Und 20. Lebensjahr,

---

[30] Vgl. Rosenbrock, R., Gerlinger T., (2015) S. 197

- Früherkennungsuntersuchungen von bevölkerungsmedizinisch bedeutsamen Krankheiten wie bspw. dem Diabetes Mellitus ab dem 35. Lebensjahr alle zwei Jahre
- Früherkennungsuntersuchungen von Krankheiten, Medizinische Vorsorgeleistungen, die eine Schwächung der Gesundheit vermeiden sollen sowie Vorsorgekuren für Mütter

Hinzu kommen weitere Maßnahmen der Krankheitsfrüherkennung wie das Neugeborenenscreening, Musterungsuntersuchungen, betriebsärztliche Untersuchungen oder humangenetische Untersuchungen.[31]

Wird beispielsweise bei einer Hautkrebsfrüherkennungsuntersuchung ein Muttermal entdeckt, dass unter dem Verdacht steht bösartig zu sein, wird dieses beim Hautarzt chirurgisch entfernt, um einer Hautkrebserkrankung vorzubeugen.

3.3 Tertiärprävention

Zur Tertiärprävention rechnet man alle Maßnahmen, die getroffen werden, wenn sich bereits eine Krankheit klinisch manifestiert hat, dazu zählen auch die Maßnahmen der unspezifischen Primärprävention. Ziel ist es, den Krankheitsverlauf günstig zu beeinflussen, ein Fortschreiten zu verlangsamen oder Rezidive zu verhindern. Rehabilitation kann also als wesentlicher Teil der tertiären Prävention verstanden werden.[32] So wird versucht, bestehende Risikofaktoren zu beeinflussen, indem man z.B. Diabetes mellitus mit blutzuckersenkenden Medikamenten entgegenwirkt.

Wurde ein malignes Melanom erfolgreich behandelt, gehört es zur tertiären Prävention das Rezidivrisiko zu senken. Da das Risiko besteht, dass einzelne Zellen im Körper verbleiben und zu einem neuen Hautkrebs bzw. einer Metastase heranwachsen, wird eine regelmäßige Tumornachsorge durchgeführt.

---

[31] Vgl. Tilliger, S., Riedel, S., Runde, A. (2015), S. 68
[32] Vgl. Neubart, R. (2018) S. 76

Literaturverzeichnis

Allgemeines zu Gesundheitskompetenz (Health Literacy). (kein Datum). Abgerufen am 09. 07 2020 von Robert Koch Institut: https://www.rki.de/DE/Content/Gesundheitsmonitoring/Gesundheitsberichterst attung/GesundAZ/Content/G/GesKompetenz/Inhalt/gesundheitskompetenz_in halt.html;jsessionid=EC5BE761615901700DC9AF829201E2D2.internet121?n n=2408450

Beise, U., Heimes, S., & Schwarz, W. (2009). Gesundheits. und Krankheitslehre (2 Ausg.). Heidelberg: Springer.

Bengel, J., Strittmatter, R., & Willmann, H. (2001). Was erhält Menschen gesund? Antonovskys Modell der Salutogenese - Diskussionsstand und Stellenwert (6 Ausg.). Köln: Bundeszentrale für gesundheitliche Aufklärung.

Gesundheitsförderung. (kein Datum). Abgerufen am 17. 07 2020 von RKI: https://www.rki.de/DE/Content/Gesundheitsmonitoring/Gesundheitsberichterst attung/GesundAZ/Content/G/GesFoerderung/GesFoerderung.html

Lenartz, N. (2012). Gesundheitskompetenz und Selbstregulation. Göttingen: V%R unipress GmbH.

Mittelmark, M., Sagy, S., Eriksson, M., Bauer, G., Pelikan, J., Lindström, B., & Espnes, G. (2017). The Handbook of Salutogenesis. Schweiz: Springer.

Neubart, R. (2018). Repetitorium Geriatrie (2 Ausg.). Berlin: Springer.

Pathogenese. (kein Datum). Abgerufen am 30. 06 2020 von Infodrog: https://www.infodrog.ch/de/wissen/praeventionslexikon/pathogenese.html

Prävention. (kein Datum). Abgerufen am 06. 07 2020 von Bundesgesundheitsministerium: https://www.bundesgesundheitsministerium.de/service/begriffe-von-a-z/p/praevention.html

Prävention. (kein Datum). Abgerufen am 17. 07 2020 von Bundesgesundheitsministerium: https://www.bundesgesundheitsministerium.de/service/begriffe-von-a-z/p/praevention.html

Rehn, J. (2017). Gesunde Gestalung - Priming- und Placebo-Effekte als gesundheitsverhaltenswirksame empiriegestütze Gestaltungsmethodik. Weimar: Springer Fachmedien.

Rieger, M., Hildenbrand, S., Nesseler, T., Letzel, S., & Nowak, D. (2016). Prävention und Gesundheitsförderung an der Schnittstelle zwischen kurativer Medizin und Arbeitsmedizin - Ein Kompendium für das betriebliche gesundheitswesen. Landsberg am Lech: ecomed Medizin.

Rosenbrock, R., & Gerlinger, T. (2015). Gesundheitspolitik. In C. Thielscher, Medizinökonomie 1- Das System der medizinischen Versorgung (2 Ausg., S. 159 - 224). Wiesbaden: Springer Gabler.

Rudinger, G., Hörsch, K., & Krüger, T. (2009). Forschung und Beratung - Das Zentrum für Evaluation und Methoden (3 Ausg.). Göttingen: V&R unipress GmbH.

Stöhr, R., Lohwasser, D., Noack Napoles, J., Burghardt, D., Dederich, M., Dziabel, N., . . . Zirfas, J. (2019). Schlüsselwerke der Vulnerabilitätsforschung. Wiesbaden: Springer Fachmedien.

Thapa-Görder, N., & Voigt-Radloff, S. (2010). Prävention und Gesundheitsförderung . Aufgaben der Ergotherapie. Stuttgard: Georg Thieme.

Tilliger, S., Riedel, S., & Runde, A. (2015). Gesundheitsförderung, Prävention und Rehabilitation. Riedlingen: SRH Fernhochschule.

von Renteln-Kruse, W. (2009). Medizin des Alterns und des alten Menschen (2 Ausg.). Hamburg: Steinkopff Verlag.

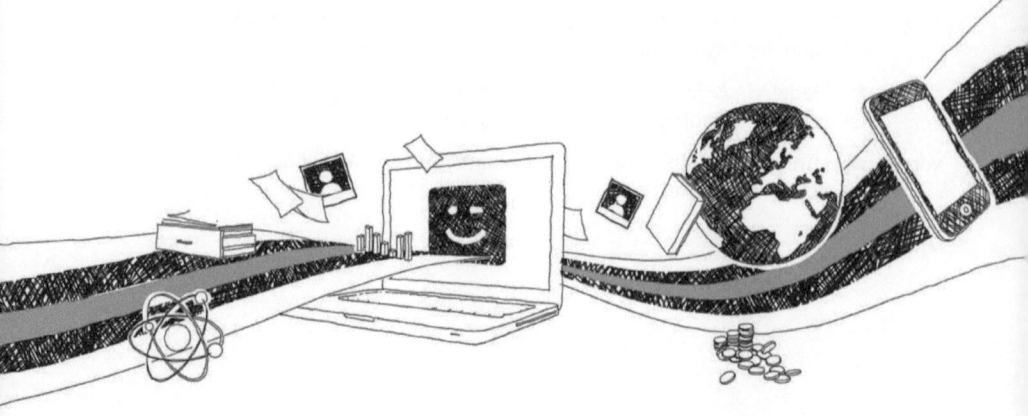
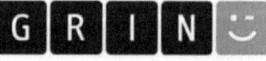